AF454419

LETTRE

ESCRITE A MR MOREAV,

Docteur en Medecine de la Faculté de Paris, Conseiller, Medecin, Lecteur & Professeur ordinaire du Roy ;

PAR G. LAMY:

Dans laquelle il confirme les raisons qu'il auoit apportées dans sa premiere Lettre, contre la transfusion du Sang, en répondant aux Objections qu'on luy a faites.

MONSIEVR,

Comme i'auois agy auec Monsieur Denis de la plus obligeante maniere du monde, & que mon dessein n'auoit esté que d'examiner honnestement les raisons qu'il proposoit en faueur de la transfusion du Sang, & les experiences qu'il en auoit faites ; Ie fus extremement surpris lors que ie leus il y a deux iours vne Lettre escrite sous le nom d'vn de ses Escoliers, dans laquelle on me recompense de mes ciuilitez par des injures, & de ma moderation par des termes les plus emportez que la colere & le dépit puissent fournir. Et comme si ces Messieurs n'auoient eu autre intention que de me traitter de toutes les manieres les plus offençantes, ils n'y ont pas proposé vn raisonnement, qu'ils ne l'ayent remply de cent paroles injurieuses ; peut-estre par vne fausse politique, afin que tous ceux qui voudroient combattre, aussi bien comme moy, leur opinion nouuelle en fussent détournés par vne maniere d'agir si peu conforme à la mienne. Mais en verité, Monsieur, mon estonnement deuint infiniment plus grand, quand ie reconnus qu'ils auoient eu assez peu de discretion pour vous enueloper dans leur médisance, parce que vous auiez eu la

A

bonté de fouffrir que ma Lettre vous fuft dediée, & que toute la reputation
que voftre merite vous donne parmy les gens d'efprit, n'ait pas pû les empef-
cher d'auoir des fentimens fi efloignez de la vray-femblance. I'aurois vn ex-
tréme regret que cette Lettre que ie vous ay adreffée, leur euft fourny l'oc-
cafion de vous offencer, fi ie ne fçauois que voftre vertu vous met au deffus
de ces foibles attaques, & fi ie n'eftois affuré que les calomnies de gens, dont
on ne connoift pas le nom, ne peuuent aucunement bleffer l'honneur d'vne
perfonne qui eft eftimée de tout le monde, & qui a d'autres employs plus con-
fiderables que ceux que l'examen de cette nouueauté luy pourroit fournir.
Ce qui me femble plus eftrange dans leur procedé, eft qu'ils feignent d'eftre
ialoux de voftre gloire, & qu'ils tafchent de perfuader aux moins clairvoyans,
en détournant malicieufement le fens de mes paroles, que i'ay plûtoft tafché
de me procurer de l'eftime, lors que ie dis que mes raifonnemens ne vous dé-
plaifent pas, que de vous faire honneur en les foûmettant à voftre jugement.
Ils ne reconnoiffent pas que i'ay voulu témoigner au public, par cette façon
de parler, que vous n'eftes point vn de ces bizarres efprits, qui ne peuuent
rien approuuer s'il n'eft conforme à leurs fentimens, mais plûtoft vn honnefte
homme qui auez de l'eftime pour tout ce qui vous paroift raifonnablement
bien imaginé, quoy que peut-eftre il ne vous femble pas veritable. Comme
vous connoiffez la fincerité de mes penfées, ie fuis affuré que vous ne croirez
pas leurs impoftures ; auffi ie n'en parle dans cette Lettre, qu'à deffein d'em-
pefcher les autres de s'y tromper. Ie vous fupplie feulement, Monfieur, d'examiner, auec voftre bien-veillance ordinaire, la réponfe que ie vas faire à leur
Lettre, & de m'en donner voftre iugement à voftre premier loifir.

Il me femble qu'on peut fort iuftement diuifer leur Lettre en injures & en
objections. Pour les injures, comme ie les ay toufiours confiderées comme
des marques certaines de la foibleffe d'efprit de ceux qui les difent, elles me
donnent beaucoup plus de compaffion que de colere. Et en verité ie plains
le malheur que les autheurs de cette injurieufe Lettre ont eu de déplaire, par
leur maniere d'agir, à tout ce qu'il y a d'honneftes gens, & de voir que tout le
monde condamna leur Lettre à eftre corrigée, lors que Lundy dernier elle
fut leuë publiquement dans l'Affemblée de Monfieur l'Abbé Bourdelot, qui
quoy qu'elle luy foit dediée, fut le premier à la defaprouuer. Ie tafcheray
donc feulement de répondre aux objections qu'ils m'ont faites ; & i'y répon-
dray mefme auffi honneftement, que s'ils les euffent propofées auec la ciuilité
auec laquelle les honneftes gens, qui ne font point préoccupez, ont couftume
d'examiner les difficultez que l'on met en controuerfe.

Dans la premiere objection qu'ils me font, ils trouuent à redire que i'entre-
prenne de refuter les experiences de Monfieur Denis par de fimples raifonnemens ; & en cela ils m'accufent d'vne faute que ie n'ay point commife.
Ceux qui prendront la peine de lire ma Lettre, connoiftront aifément que ie
ne les refute pas ; mais au contraire, que ie les fuppofe fort obligeamment di

la maniere qu'il les a décrites; & mon deſſein n'a eſté que de montrer qu'elles ne ſont pas ſuffiſantes pour faire admettre la transfuſion. Ie conjecture pourtant qu'ils veulent dire que ie deuois appuyer mes raiſons par des experiences; c'eſt à dire, pour parler clairement, qu'ils vouloient que ie fiſſe mourir cinq ou ſix perſonnes par la transfuſion, afin de prouuer euidemment qu'elle eſt pernicieuſe. Car de l'experimenter ſur d'autres animaux, ils n'euſſent pas voulu croire leur mort, quand meſme elle ſeroit arriuée ; ou pour le moins ils l'euſſent attribuée au peu d'adreſſe du Chirurgien, qui auroit fait cette operation, comme ils l'inſinüent ſur la fin de leur Lettre ; quoy qu'vn des plus habiles Chirurgiens de Paris ait aſſuré dans vne des Conferences de Monſieur l'Abbé Bourdelot, qu'vn chien, ſur qui il fit la transfuſion en preſence de quelques celebres Medecins de la Faculté de Paris, tomba en ſyncope, de laquelle il le fit à peine reuenir, & mourut cinq ou ſix iours apres.

Dans la ſeconde objection, les Autheurs témoignent eſtre ſurpris, de ce que le contenu de ma Lettre ne s'accorde pas auec les promeſſes que ie fais dans le titre. Premierement, ie ne fais point voir, à ce qu'ils diſent, que Monſieur Denis ait mal répondu aux objections qu'il ſe fait dans ſa Lettre : Ie vous ſupplie, Monſieur, de conſiderer qu'elles ſont de deux ſortes ; les vnes combattent la poſſibilité de la transfuſion, & ainſi ie ne les touche point, puiſque l'experience me demontre qu'elle ſe peut faire ; les autres combattent ſes vtilitez, entre leſquelles ie n'en trouué qu'vne qui fuſt conſiderable, & qui meritaſt d'eſtre examinée : Mais comme i'éuitois curieuſement de donner à Monſieur Denis la moindre occaſion de ſe plaindre de moy, & qu'il me paroiſſoit impoſſible de pouuoir dire mon aduis ſur cette objection, ſans qu'il s'en offençaſt ; ie trouuay plus à propos de l'épargner par mon ſilence. Neantmoins comme ſon Eſcolier m'engage à en découurir mes ſentimens, ie feray remarquer à tous ceux qui en voudront prendre la peine, que Monſieur Denis, apres s'eſtre fait vne objection tres-forte contre la transfuſion, répond à vne autre toute differente ; de maniere qu'il ſemble auoir eſcrit la ſolution d'vne difficulté qu'il auoit ſeulement dans la penſée, & non pas de celle qu'il auoit eſcrite ſur ſon papier.

C'eſt dans la page 5. ligne 38. où il parle en ces termes : *On pretend que toutes ces parties*, il entend parler de celles par où le ſang paſſe en faiſant ſes circulations, *viennent peu à peu, ſoit par maladie, ſoit par la vieilleſſe, à vn certain degré d'intemperie & de malignité, qu'il eſt enfin impoſſible de les en retirer, & qu'en cet eſtat elles ont la force de communiquer leurs mauuaiſes qualitez à tout ce qui les approche, & ainſi qu'elles corromproient en peu de temps vn Sang loüable, dont on pretendroit les abbreuuer.* Enſuitte il veut confirmer cette raiſon par l'experience d'vn chien qui auoit receu le Sang d'vn autre chien galleux, ſans que la galle luy euſt eſté communiquée. Iugez, Monſieur, ſi cette experience peut appuyer l'objection qu'il ſe fait, & s'il y a aucune connexion entre l'vne & l'autre. La réponſe qu'il apporte eſt autant eſloignée de l'objection, com-

me l'experience auec laquelle il la pretend confirmer : Voicy ces propres termes. *Pour répondre par ordre à tout cela, ie dis en premier lieu que cette grande intemperie, d'où l'on veut que le Sang ne puisse reuenir, est ou rare ou fort commune.*
Ensuitte il continuë tousiours de parler de l'intemperie, & de la malignité
du Sang, & s'efforce de prouuer qu'elle peut estre corrigée plus facilement
par la transfusion, que par toute autre sorte de remede, sans expliquer comment il se peut faire que ce Sang estranger ne se corrompe point en passant
par des parties gastées & corrompuës, qui est la difficulté qu'il s'estoit proposée luy-mesme, & à laquelle il a oublié de répondre. Il est vray qu'il ne le
pouuoit pas, puisque les autheurs de la Lettre que ie refute, assurent dans
l'histoire qu'ils rapportent d'vn Seigneur Suedois, sur qui la transfusion fut
faite il y a quelque temps, que Monsieur Denis dit qu'elle ne peut pas guerir la corruption des parties solides. Cette ingenuë confession faite en peu
de mots, doit estouffer dés la naissance les grandes esperances qu'on auoit
conceuës de la transfusion, & faire auoüer mesme à ses approbateurs, qu'elle
ne peut iamais apporter des vtilitez bien considerables. Car toutes les maladies qui arriuent, sans que les parties internes soient notablement offen-
cées, se guerissent fort aisément par les remedes ordinaires, & il n'y a que le
vice de ces mesmes parties qui fasse de la peine aux Medecins, & qui resiste à
leurs remedes auec opiniastreté.

Pour les raisons que Monsieur Denis propose en faueur de la transfusion,
ausquelles on me reproche de n'auoir point fait de réponse, ie ne me suis pas
mis en peine, n'estant pas d'auis qu'on la fasse, de celles par lesquelles il pretend montrer qu'il seroit meilleur de se seruir du Sang des animaux, quoy
qu'il fut bien facile de prouuer le contraire. Et ie pense auoir suffisamment
satisfait aux autres, dont il se sert, pour persuader en general ses auantages,
lors que i'ay prouué dans ma Lettre que le Sang d'vne beste ne peut pas
nourrir vn homme. Ie diray neantmoins en passant, qu'encore que la nature,
comme dit Monsieur Denis, semble nous enseigner la transfusion par la maniere dont elle se sert pour nourrir le fœtus dans le ventre de sa mere, il ne
s'ensuit pas pour cela qu'elle soit vtile pour guerir les maladies ; & qu'il y a
vne tres-grande proportion entre le sang de la mere & le fœtus, qui s'en doit
nourrir, puis qu'il a esté en partie formé de la semence de la mere, qui estoit
composée des particules de ce mesme sang, laquelle proportion ne se trouue pas entre le sang d'vn animal & l'homme, à qui il doit seruir de nourriture.

Vous me permettrez aussi, Monsieur, de vous dire que ie ne puis m'ac-
corder auec Monsieur Denis, quand il dit que la transfusion peut remedier
aux pertes de sang, & aux hemorragies, qui ne pouuans estre arrestées, sont
cause de la mort des malades : Car ie ne pense pas que le Sang estranger de-
meure plûtost dans les vaisseaux percez, que le sang propre du malade qui a
sorty par leurs ouuertures.

Ces Meſſieurs ont taſché de détruire par deux raiſons, ce que i'ay eſtably pour fondement au commencement de ma Lettre, lors que i'ay auancé que le Sang eſtranger ſe trouuoit meſlé en petite quantité auec le Sang propre dans le cœur de l'homme. La premiere eſt, que l'on peut faire vne euacuation de Sang auſſi grande que l'on voudra, auant que d'en introduire de nouueau par la transfuſion ; ce qui ne me fatisfait pas, puiſque ſi cette euacuation demeſurée ſe faiſoit tout d'vn coup, le malade mourroit peut-eſtre entre leurs mains ; & s'ils la font en diuers temps, il ſera guery par les ſaignées, ſans qu'on ait beſoin de la transfuſion ; à quoy i'ajoûte que ſi l'on fait reflexion ſur la multitude des veines, & ſur le mouuement circulaire du Sang, on reconnoiſtra aiſément que l'on ne peut pas empeſcher que ma ſuppoſition ne ſoit touſiours veritable. I'ay répondu dans ma Lettre par préuoyance à la ſeconde raiſon qu'ils ont apportée, & ainſi il ſeroit inutile d'y faire encore icy réponſe.

Ils attaquent enſuite auec emportement la diuiſion generale que i'ay faite des cauſes internes des maladies ; & pretendent que ie me ſuis groſſierement abuſé, quand i'ay dit que toutes les maladies, dont la cauſe eſt interne, procedent generalement, ou de l'abondance du Sang, ou de ſon impureté, parce que la diſette du Sang que i'ay oubliée, eſt vne ſource auſſi feconde de pluſieurs maladies, que les deux autres dont i'ay fait mention. Mais ie ne puis reconnoiſtre la pretenduë erreur dont ils m'accuſent, & ie ſouſtiens que ma diuiſion eſt fort legitime & fort exacte. Car la diſette du Sang ne peut raiſonnablement eſtre miſe au nombre des premieres cauſes internes des maladies, puis qu'elle n'en eſt ordinairement qu'vne ſuitte, & qu'elle ſuppoſe quaſi touſiours quelque intemperie precedente. Il eſt aiſé de montrer cette verité, dautant que toute diminution de Sang venant de cauſe interne, dont il s'agit icy, ſuppoſe neceſſairement, ou vice dans les parties qui doiuent conuertir les alimens en Sang loüable, ou vice dans les alimens, qui ne peuuent eſtre changez en vn Sang bien conditionné pour la nourriture du corps, ou vne exceſſiue chaleur qui le diſſipe & le conſume ; Et enfin pour ne pas faire vn détail qui ſeroit ennuyeux, ie ſouſtiens que la diſette du Sang eſt touſiours precedée d'vne autre maladie, comme de ſolution de continüité, ſoit que cette ſolution de continüité prouienne de cauſe externe, ou qu'elle naiſſe de l'abondance ou de l'impureté du Sang ; & ainſi elle pourra touſiours eſtre rapportée à la diuiſion generale que i'ay faite. Mais il ne faut pas s'eſtonner que ces Meſſieurs, qui ne ſont pas Medecins, & qui ſortent hors les limites de leur profeſſion, me reprennent en matiere de Medecine touſiours fort mal-à-propos.

Mais de quelque cauſe que vienne la diſette du Sang, ils pourront dire que la transfuſion ſera vn excellent remede pour déliurer les malades des foibleſſes qui la ſuiuent, & leur redonner leur premiere vigueur. Ie leur réponds, à condition qu'ils confeſſeront que ma diuiſion eſtoit iuſte, & qu'ils ont eu

A iij

tort de la critiquer, que ie suis en doute qu'elle puisse seruir en cette rencontre, quoy qu'il n'y en ait pas de plus fauorable pour elle ; dautant que i'ay montré cy-deuant qu'il n'estoit pas auantageux de la pratiquer dans les pertes de Sang, & les hemorragies dont la cause est interne, & que la transfusion ne semble pas pouuoir estre vtile à ceux qui ont fait vne excessiue perte de Sang par de grandes blessures, puisque les Medecins estans ordinairement obligez de les faire saigner à cause de la fiévre qui les accompagne presque tousiours, ou de quelqu'autre raison qui leur est connuë ; Il y a bien plus d'apparence que la transfusion leur seroit nuisible, puis qu'il y a indication de leur tirer du Sang. Que si par malheur vn bras se déliant apres vne saignée, dans vn malade qui dort, causoit vne perte de Sang considerable, la transfusion luy seroit peut-estre salutaire, si le Sang qu'on luy donneroit pouuoit le rétablir ; mais comme le Sang d'vn animal de differente espece, que ces Messieurs pretendent employer, ne seroit pas propre à le nourrir, la transfusion luy seroit inutile, & peut-estre incommode.

Quand ces Messieurs veulent me contredire, en ce que i'ay dit qu'il seroit ridicule de proposer la transfusion pour guerir les maladies qui naissent de l'abondance du Sang, & qu'il suffit d'en diminüer l'excez par la saignée, ils donnent vne marque assurée que les plus beaux esprits sont sujets à tomber en de bien lourdes fautes. Car ie pense que comme il ne se peut iamais dire rien de plus vray-semblable que ce que i'ay auancé ; aussi ne peut-on iamais apporter vne réponse plus éloignée du sens commun, que celle qu'ils ont faite. Ils disent qu'ils connoissent des Medecins, qui assurent que le Sang ne peche iamais en quantité, mais seulement en qualité ; quand ce paradoxe manifestement contraire à l'experience & à tout ce qu'il y a eu de sçauans Medecins iusqu'icy, ne seroit pas euidemment faux, ma proposition seroit pourtant tousiours veritable, & on ne s'en pourroit seruir qu'à combattre la diuision generale que i'ay cy-deuant proposée des causes internes des maladies. Mais en quelle escole leur a-t'on appris que la plenitude n'arriue iamais qu'en apparence par l'échauffement du Sang, & la grande agitation qu'il a dans ses vaisseaux ; si cela estoit veritable, elle ne se rencontreroit iamais sans vne extraordinaire chaleur, & sans fiévre : ce qui pourtant arriue tous les iours ; & cette plenitude de sang pur & loüable est la bonne constitution, & pour ainsi parler l'abondance de santé, que le genie de la Medecine a commandé de diminüer par preuoyance, afin que le corps puisse sans danger reprendre de nouueau vne bonne nourriture.

Ils me pardonneront si ie dis qu'ils n'ont pas bien leu ce qui est escrit dans ma Lettre, lors qu'ils auancent que i'ay dit que l'impureté du Sang prouient d'vne excessiue chaleur qui s'y rencontre : Ils hazardent trop leur reputation, de proposer vne chose que tous ceux qui sçauent lire connoistront aisément n'estre pas veritable. Ceux qui en auront la curiosité, se donneront la peine de lire dans la page 3. ligne 25. de ma Lettre, & dans la page 6. ligne 4. de leur Réponse.

Ces Meſſieurs m'accuſent enſuite d'auoir hardiment determiné ce que toute la Faculté de Medecine n'oſeroit faire, lors que i'ay propoſé que ie ne penſois pas qu'il y euſt de maladies froides. Pour reconnoiſtre, Monſieur, qu'ils m'impoſent vn peu trop librement, & qu'ils n'agiſſent pas auec aſſez de bonne foy, prenez la peine de lire dans la page 6. ligne 14. de leur Lettre, & vous remarquerez qu'ils auancent que ie dis que *l'intemperie dn Sang ne prouient que de ſon exceſſiue chaleur, & que ie ne croy point qu'il y ait de maladies froides*; Et en apres jettez les yeux ſur la page 3. ligne 17. de la mienne, & vous verrez que ie pretends que *les maladies cauſées par l'intemperie du Sang, tirent leur origine pour la pluſpart d'vne exceſſiue chaleur qui s'y rencontre*; Et dans la page 5. ligne 19. *Ie ne croy point de maladies froides, ou pour le moins elles ſont tres rares.* Apres auoir conferé leur citation, auec ce que i'ay eſcrit, vous connoiſtrez qu'ils ont ſupprimé, à deſſein dans la premiere, *pour la pluſpart,* & dans la ſeconde, *ou pour le moins elles ſont tres-rares*; c'eſtoit pour prendre occaſion de me dire toutes les paroles injurieuſes qui ſe rencontrent dans la ſuitte; car s'ils euſſent fidellement rapporté tout ce que i'ay eſcrit, ils n'euſſent pas eu pretexte de s'emporter, & de dire que ie determine hardiment tout ce que la Faculté de Medecine n'oſeroit faire, puiſque parler comme i'ay fait, & auec la reſtriction que i'apporte, n'eſt pas hardiment determiner.

Mais comme ces Meſſieurs taſchent de m'apporter quelques maladies, qu'ils diſent eſtre froides, il eſt à propos de leur répondre, & de leur expliquer briefuement ma penſée ſur cette matiere. Lors que ie dis que ie ne croy point de maladies froides, il faut entendre cela de leur cauſe antecedente, c'eſt à dire que ie pretends qu'il n'y a point de maladies qui naiſſent d'vne froide intemperie du Sang, & non pas qu'il ne ſe puiſſe trouuer des maladies qui faſſent reſſentir de la froideur, & qui ayent meſme quelque choſe de froid pour leur cauſe conjointe, quoy que la chaleur en ſoit preſque touſiours la cauſe antecedente. C'eſt comme s'en expliquent, à ce que ie penſe, pluſieurs ſçauans Medecins de voſtre Faculté, & meſme vn fort celebre du nombre des Profeſſeurs Royaux qui l'enſeigne publiquement, & c'eſt en ce ſens que i'ay nié qu'il y euſt de maladies froides du moins en ſi grand nombre, comme ces Meſſieurs s'imaginent. Cela ſuppoſé, ie ſouſtiens auec de bien plus habiles gens que moy, que les catharres, rhumes, fluxions, & gouttes froides que ces Meſſieurs me propoſent, ne prouiennent point d'vne intemperie froide qui ſoit dans le Sang, mais plûtoſt de chaleur, comme de la premiere cauſe qui met l'humeur en mouuement. Car comme nous voyons que la pluye, combien qu'elle ſoit froide, doit pourtant ſon origine à la chaleur du Soleil, qui eſleue dans la moyenne region de l'air les vapeurs dont elle eſt formée: Auſſi eſt-il vray-ſemblable que la chaleur des entrailles pouſſe vers le cerueau des vapeurs, qui s'y eſtans condenſées, découlent ſur les parties inferieures, & y produiſent les maladies dont ie viens de par ler. Pour les coliques qu'ils mettent au nombre des maladies froides , il y en a de trois fortes ; sçauoir, venteuses , bilieuses & nephretiques. Ils ont trop d'esprit pour penser que les deux dernieres especes procedent de froideur ; & ainsi ie croy fauorablement qu'ils ont voulu parler des venteuses , dont la cause prochaine est vn air enfermé dans l'intestin colon , qui n'en pouuant sortir le dilate outre mesure , & excite des douleurs insupportables : Or cet air ne prouient pas de la froideur du Sang , mais plûtost des alimens flatueux, ou d'vne mauuaise fermentation du chile. Enfin les paralysies, que ces Messieurs m'objectent, procedent de l'obstruction des nerfs , qui empesche la distribution des esprits ; soit que dans le nerf il y ait vn corps qui le bouche, ou qu'au dehors il y ait quelque chose qui le comprime : & comme il n'importe que ces corps qui bouchent ou compriment soient froids ou chauds, on ne peut pas dire que la paralysie naisse necessairement de la froideur du Sang ; & ainsi quand i'aurois auancé la proposition sans rien excepter, comme ils me l'imposent, ie ne serois pas conuaincu de sa fausseté par les exemples des maladies qu'ils m'ont proposées, la cause desquelles i'explique assez bien sans leur froideur pretenduë : Mais en verité c'est aller vn peu trop loin, de vouloir m'obliger à soustenir vne proposition generale, quand ie luy **ay** donné les restrictions que tout le monde y peut remarquer.

Comme i'auois montré dans ma Lettre que le Sang arteriel d'vn animal, dont Monsieur Denis pretend qu'il est meilleur de se seruir, ayant beaucoup plus de chaleur que le Sang venal d'vn homme ne le pouuoit pas rafraischir, ils font bien de vains efforts pour montrer le contraire : Ils ne répondent pourtant rien à la raison que i'ay apportée, mais ils reprennent auec beaucoup d'exageration l'experience auec laquelle i'ay tasché de la confirmer. Tout de mesme, disent-ils, que quoy qu'vn boüillon fasse ressentir de la chaleur à la langue & au gosier de celuy qui l'aualle, il ne s'ensuit pas qu'il le doiue eschauffer ; aussi le Sang estranger n'eschauffera pas le Sang propre, encore qu'il fasse sentir de la chaleur aux veines par où il passe. Si i'auois dit que le Sang estranger deuoit eschauffer, parce qu'il faisoit en passant ressentir sa chaleur, leur comparaison seroit moins imparfaite : Mais i'ay conclu que le Sang estranger faisant sentir de la chaleur aux veines par où il passoit, estoit plus chaud que le Sang propre qui ne leur donnoit pas vn pareil sentiment ; & de ce que i'auois montré qu'il estoit plus chaud , i'ay crû qu'il s'ensuiuoit assez raisonnablement, qu'il estoit plus capable d'échauffer le Sang propre, que de le rafraischir. On ne peut pas dire la mesme chose des boüillons que l'on aualle, qui sont tousiours beaucoup moins chauds que le Sang qui est dans les veines, quoy qu'ils produisent vn sentiment de chaleur sur la langue. Car il faut remarquer que la langue peut ressentir vne moindre chaleur que les veines ne ressentiront pas; ce que l'on reconnoistra aisément, si l'on considere que le Sang sortant de la veine, appliqué sur la langue, luy paroistra fort chaud, quoy qu'il ne fasse point ressentir de chaleur à la veine.

Ils

Ils pourſuiuent leurs raiſons en me reprochant fierement mon ignorance.
Ils m'accuſent d'auoir confondu la chaleur actuelle auec la virtuelle, & pretendent, à ce que ie puis coniecturer par les termes de leur Lettre, que ce qui
eſt actuellement chaud, peut auoir la vertu de rafraiſchir ; & ainſi quoy que
le Sang d'vn animal fuſt autant chaud actuellement, ou peut-eſtre plus que
celuy de l'homme, il pourroit neantmoins le rafraiſchir par vne froideur virtuelle. Et moy ie ſouſtiens que cela eſt entierement impoſſible ; l'auouë que
l'experience me montre que ce qui eſt froid actuellement peut échauffer,
encore n'eſt-ce pas trop bien parler : mais on ne me fera pas voir à ce que ie
penſe, que ce qui eſt actuellement chaud, puiſſe rafraiſchir vne choſe à peu
prés auſſi chaude. L'exemple de l'eſprit de viriol, qui pouſſé tout chaud
dans les veines, coagule le Sang & le refroidit, à ce qu'ils diſent, ne prouve
rien à mon deſauantage : Car la froideur n'eſt pas vn effet qui procede im-
mediatement de l'eſprit de vitriol, mais vne ſuite de la coagulation du Sang,
qui étouffant les eſprits, en eſteint par conſequent la chaleur. Ie ne penſe
pas que ces Meſſieurs veulent rafraiſchir le Sang d'vne ſemblable maniere,
autrement il ne ſe faudroit ſeruir que de tout ce qui nous peut faire mourir,
car toutes les cauſes de la mort éteignant la chaleur, ſont en ce ſens là fort
rafraiſchiſſantes. Ces Meſſieurs qui veulent paſſer pour eſtre fort experi-
mentez, ont pourtant rapporté icy des experiences qui ne ſont pas veritables. De tres-ſçauants Chimiſtes m'ont aſſuré qu'ils ne croyent pas que l'eſprit de nitre, & l'huile de tartre, puiſſent échauffer le Sang, comme ils le
propoſent ; & en effet il y a bien plus d'apparence que l'eſprit de nitre eſtant
acide, comme celuy de vitriol, auroit le meſme effet ; neantmoins n'ayant
pas eu le loiſir de l'experimenter, ie n'en aſſureray rien ; mais ie certifieray
de bonne foy que l'experience ma montré le contraire de ce qu'ils diſent de
la chaux, car l'eau chaude l'échauffe bien dauantage, & plus promptement
que la froide.

Ils pretendent auſſi que i'ay parlé contre la raiſon & contre l'experience,
quand i'ay dit que la grande quantité de Sang propre, iointe auec l'exceſſiue
chaleur qui ſe rencontre dans le cœur, échauffera le ſang eſtranger en pareil
degré, plûtoſt que d'en eſtre rafraiſchie ; parce, diſent-ils, que ſi vne peinte d'eau chaude eſt capable d'en échauffer vn demy ſeptier de froide, cette
petite quantité de froide eſt auſſi capable de rafraiſchir vn peu la grande
quantité de la plus chaude. Mais, Monſieur, ie ne puis m'empeſcher de vous
dire, que ie m'eſtonne comment des gens éclairez, comme ces Meſſieurs,
peuuent apporter vne comparaiſon ſi deffectueuſe. Il mettent demy ſeptier
d'eau froide ſur vne peinte de chaude, ſe peut-il jamais faire qu'ils faſſent entrer dans le cœur le Sang eſtranger en pareille proportion ? N'ay-ie pas demontré au commencement de ma Lettre, qu'il ne s'en trouuoit pas dans le
cœur vne quantité qui fuſt conſiderable : Ils comparent l'eau froide auec la
chaude ; mais ou pourront-ils trouuer vn ſang qui ſoit en meſme proportion

de froideur , auec celuy de l'homme , qu'est l'eau froide auec la chaude? Ils comparent enfin l'eau chaude, qui n'a point en soy vn principe naturel de chaleur , auec le Sang qui est naturellement chaud , & dont la chaleur est incessamment entretenuë par le feu , qui est toufiours allumé dans le cœur, comme dans son foyer. Faisons la comparaison plus iuste , & disons que comme vn demy septier d'vne eau qui auroit cinq ou six degrez de chaleur, ietté dans cinq ou six peintes d'eau boüillante , dont la chaleur seroit toûjours conseruée par le feu qui l'a fait boüillir, ne pourroit pas la rafraischir , mais au contraire , s'échaufferoit comme elle ; aussi le sang d'vn animal qui est toufiours fort chaud , se rencontrant en petite quantité dans le cœur de l'homme , auec son Sang propre , qui est plus chaud que luy , & dont la chaleur est toufiours nourrie par le feu qui nous fait viure , receura vn pareil degré de chaleur , plûtost que de le temperer.

I'ay ce me semble fort bien demontré dans ma Lettre , qu'vn chile composé à dessein de sucs rafraischissants , peut en se iettant continuellement dans le cœur , le rafraischir commodement. Mais pour adjoûter quelque chose à ce que i'ay dit ; Ie vous supplie, Monsieur, de faire reflexion sur la nature de la fiévre , & de considerer que ie pense auec plusieurs sçauans Medecins, qu'elle n'est qu'vne extraordinaire fermentation du Sang , qui se peut arrester par des medicamens alteratifs , comme nous voyons que la fermentation du vin est arrestée par le laict , le fromage , & autres choses semblables : Celle de la biere , par le vinaigre & l'alun ; & comme en vn mot toutes les fermentations peuuent estre empeschées par plusieurs causes , comme il est fort bien prouué par Kergerus, dans le Liure qu'il a fait de la Fermentation. Or , ie ne vois pas qu'vn Sang estranger puisse arrester la fermentation du Sang d'vn homme, comme vn peu de bon vin ne peut pas arrester la fermentation d'vn autre qui est prest à se corrompre , quoyque le chile qui aura esté fait à dessein d'aliments & de remedes conuenables pour ce sujet , le puisse tres-vtilement & tres-auantageusement faire.

Ces Messieurs asseurent qu'il y a certains chiles qui donnent la fiévre en approchant du cœur ; ce que le sang transmis ne fait pas : mais il me semble qu'ils n'ont pas encore fait la transfusion sur des hommes à qui le chile donnast la fiévre , pour determiner que le Sang transmis ne la donne pas.

Aprés que les Autheurs de la Lettre que ie refute , ont crû auoir suffisamment demontré que ie n'auois pas bien reüssi , en voulant prouuer que la transfusion ne pouuoit guerir les maladies qui naissent de l'intemperie du Sang, ils veulent voir , à ce qu'ils disent , si ie seray plus heureux dans celles qui procedent d'vne particuliere malignité. Mais comme ils sont vn peu trop ennemis de mon bon-heur , ils auoient peur de le rencontrer en cette occasion: C'est ce qui a fait qu'ils n'ont point répondu à la raison que i'ay apportée , pour prouuer qu'il n'est pas possible que la transfusion serue de remede à ces maladies , & qu'ils ont seulement tasché de iustifier vne comparaison , que

Monſieur Denis apporte ſur ce ſuiet, que i'auois combatuë, & qui n'eſt pas legitime.

Pour venir à bout de leur deſſein, ils taſchent de faire voir qu'il y a de l'imprudence à dire que le vin, qui ſe corromp, ne peut pas eſtre corrigé par vn peu de bon vin: & pour montrer ma pretenduë ignorance, ils diſent qu'vn chacun ſçait que les Cabaretiers s'efforcent de contenter la diuerſité des gouts, par le mélange des vins de differentes contrées. Iugez, Monſieur, ſi la paſſion qu'ils ont euë de me mal-traitter par leurs paroles, ne leur a pas troublé le iugement ? Si contenter la diuerſité des goûts, eſtoit corriger les maladies du vin, il faudroit dire que l'eau les corrigeroit auſſi, puiſque nous voyons aſſez ſouuent des perſonnes à qui le vin pur ne plaiſt pas, & qui ne le peuuent boire s'ils ne le mélent auec de l'eau? Y a-il au monde quelqu'vn ſi peu éclairé, qui liſant les termes de Monſieur Denis, ne reconnoiſſe aiſément qu'il parle de corriger les mauuaiſes qualitez qui peuuent détruire le vin, ou pour le moins que ſa comparaiſon ſeroit impertinente. On veut auſſi que par certaines liqueurs, que Monſieur Denis ne determine pas, il ait entendu d'autres vins qu'il n'a pas voulu nommer, parce qu'il a ſuppoſé que cela eſtoit connu de tout le monde ; neantmoins il dit dans ſa premiere Lettre que ce ſont des ſecrets? Peut-on voir vne contradiction plus manifeſte ; il faut que ceux qui veulent déguiſer la verité, ayent vn peu meilleur memoire.

Or, pour conceuoir que les mauuaiſes qualitez qui tendent à la corruption du vin, ne peuuent pas eſtre corrigées par le mélange d'vn autre vin meilleur, il faut ſçauoir que dans le vin qui ſe gaſte, il ſe fait vne fermentation qui, ſi elle n'eſtoit empeſchée, ſeroit ſuiuie de la corruption entiere du vin ; C'eſt pourquoy l'on taſche d'arreſter cette fermentation, & d'empeſcher que les principes du vin qui ſont en mouuement pour ſe ſeparer, ne ſe des-vniſſent; & cela ne ſe peut faire par le mélange d'vn vin loüable & bien conditionné, mais par d'autres moyens que les curieux pourront lire dans Kergerus & Vuillis. Ie n'ignore pas pourtant que le vin doux qui n'eſt point encore fermenté, & qui n'eſt pas celuy dont i'ay parlé dans ma Lettre, ne puiſſe clarifier vn vin trouble, ou donner quelque force à vn vin foible, dont les eſprits ſeront embaraſſez parmy ſon phlegme & ſes parties terreſtres, en excitant vne fermentation qui puiſſe exalter les eſprits, ou precipiter les fæces; mais ie nie qu'vn bon vin preſt à boire puiſſe arreſter la fermentation de celuy qui ſe va corrompre ; & ainſi la comparaiſon que i'ay faite du vin auec le Sang, eſt non ſeulement bien plus iuſte que celle de Monſieur Denis, mais auſſi tres-vtile, pour montrer qu'vn Sang pur & bien conditionné ne peut pas empeſcher la corruption de celuy qui ſe gaſte.

Ie paſſeray icy pluſieurs objections, dont la réponſe eſt facile, pour examiner ſi l'explication que i'ay donnée aux experiences de Monſieur Denis, eſt auſſi peu raiſonnable, comme ces Meſſieurs s'imaginent. Ils diſent pre-

mierement que si la crainte auoit pû mettre en mouuement les esprits de ce
ieune homme , il eust esté deliuré des fascheux accidens qui luy estoient
restez de la siévre, vingt-quatre heures auant la transfusion, par l'apprehension de la cheute qui luy arriua pour lors ; mais ces Messieurs confondent, ce
me semble, deux passions bien differentes , & dont les mouuemens ne se
ressemblent pas ; il faut soigneusement distinguer la frayeur d'auec la crainte. La premiere, est vne passion qui naist à l'occasion d'vn grand mal prest
à nous accabler, & qui nous surprend par son arriuée impreueuë, & l'autre
est vne passion, qui procede d'vn mal que nous préuoyons vray-semblable-
ment nous pouuoir arriuer, dont l'éuenement neantmoins paroist vn peu
douteux. L'vne repousse en vn instant les esprits au dedans, & arreste leur
mouuement de telle sorte, qu'elle fait quelquefois mourir subitement, & l'autre trouble nostre repos, agite extraordinairement les esprits, & empesche
le sommeil ; ce qui fait que quelques-vns la confondent auec l'inquietude.
Cette derniere peut bien dégager les esprits ; mais la premiere ne le peut pas :
Or l'apprehension que ce jeune homme eut en tombant, estoit vne frayeur
& non pas vne crainte, s'ils veulent ajoûter à cette crainte la douleur qu'ils
luy firent dans l'operation, ie n'en seray pas fasché : car il me semble qu'elle y
a pû beaucoup contribuer, comme nous voyons que les douleurs que l'on fait
aux letargiques , les font reuenir de leurs assoupissemens.

Ils disent en second lieu, que ce jeune homme n'a point eu de crainte ;
mais Monsieur Descarte, fort sçauant Medecin de la Faculté de Paris, dont
la foy ne peut estre suspecte à ceux qui connoissent sa vertu & sa sincerité ,
asseurera qu'vne personne d'esprit interessée dans le party de Monsieur Denis, m'a dit en sa presence, qu'on auoit bandé les yeux à ce jeune homme,
comme l'on fait à ceux à qui l'on va trancher la teste. Iugez, Monsieur, si
cette seule circonstance n'estoit pas capable de l'émouuoir, & de luy faire
croire que le succez de ce remede pouuoit estre mal-heureux. D'ailleurs, il
ne se peut faire qu'il ait esté assez stupide pour ne pas s'apperceuoir que ce
remede estoit inusité, en voyant les circonspections & les ceremonies qu'ils
apportoient pour le faire. Ils ont beau chanter le contraire : car comme ie
suis asseuré, Monsieur, qu'ils ont mis dans leur Lettre, contre vous & contre
moy, cinq ou six impostures considerables, ie pense aussi qu'ils sont fort ca-
pables d'imposer à tout le monde. Ce que ie trouue d'agreable, est qu'ils
ont dit dans leur seconde Lettre, qu'ils auoient tiré quelque peu de Sang à ce
jeune homme apres la transfusion, & l'auoient comparé auec celuy qu'on luy
auoit tiré auparauant, parce que i'auois aduerty dans la mienne qu'il l'eust
fallu faire pour s'asseurer de l'experience.

Comme c'est vn des principaux poincts de controuerse entre ces Messieurs & moy, de sçauoir si vn Sang estranger qu'on aura fait passer dans les
veines d'vn homme, sera propre pour le nourrir, & que c'est vne question
qui merite bien d'estre serieusement examinée ; ie vous supplie, Monsieur,

de souffrir que ie m'étende vn peu sur cette matiere. I'ay proposé dans ma premiere Lettre, que comme il ne se peut faire qu'vn animal s'engendre de la semence d'vn autre de differente espece : de mesme, il n'est pas vray-semblable qu'il se puisse nourrir de son Sang ; ce que i'ay tasché de prouuer par des raisons que ie trouue assez fortes, & ausquelles il me semble qu'ils n'ont pas fait vne bonne réponse ; Car tout ce qu'ils apportent sert beaucoup plus à confirmer ce que i'ay auancé qu'à le détruire. Ils disent que des femelles nourrissent dans leur matrice par la transfusion de leur Sang, des fœtus de differente espece, & qui ont esté engendrez par la semence des masles aussi de differente espece. Surquoy ie vous supplie de remarquer, que lors qu'vn animal s'engendre de deux autres differents en espece, il participe de la nature de l'vn & de l'autre, & leur ressemble exterieurement ; Comme l'on peut aisément voir dans les iumars & les mulets : ce qui confirme admirablement bien mon opinion, & prouue assez éuidemment, qu'il y a, comme i'ay dit, dans la semence de chaque animal des particules figurées en telle façon, qu'estans mises en vn mouuement conuenable, elles s'arrangeront pour former vn animal semblable à celuy dont elles sont sorties, & n'en pourront iamais produire vn autre de diuerse nature, sinon par le meslange qu'elles peuuent auoir auec les particules d'vne semence de differente espece, & en cette rencontre l'animal produit est comme vn composé des deux natures ; Ce qu'on remarque facilement dans les exemples que i'ay rapportés, & il n'y a rien de merueilleux qu'vn mulet soit nourry du sang d'vne caualle, puisqu'il a esté en partie formé de sa semence. Mais il faut faire icy vne remarque assez curieuse, qui confirme tres-puissamment ma pensée, sçauoir que les animaux engendrez d'vn masle & d'vne femelle de differente espece, participent beaucoup plus de la nature de la mere, que de celle du pere ; parce qu'outre qu'ils sont en partie formez de sa semence, aussi bien que de celle du pere, ils ont encore l'auantage d'auoir esté nourris de son sang dans la matrice, & d'en auoir succé le lait pendant leur ieunesse. C'est pourquoy ceux qui ont décrit les moyens d'auoir de bons mulets, ont remarqué auec beaucoup de raison, qu'il estoit bien meilleur d'accoupler des asnes auec des caualles, que des cheuaux auec des asnesses.

De tout ce que i'ay dit, l'on peut, ce me semble, assez iustement conclure, que comme la semence est caracterisée pour produire vn animal semblable à celuy dont elle est sortie, sans que le mélange d'vne autre de diuerse nature puisse l'empescher d'en donner des marques euidentes ; de mesme le Sang est composé, en sorte qu'il peut fort bien restablir les parties de l'animal dans lequel il se forme, sans qu'vn autre de differente espece puisse luy oster l'impression & les caracteres qui l'y rendent propre.

Ces Messieurs s'abusent presque tousiours par la comparaison qu'ils font des alimens pris par la bouche auec le Sang transmis, & concluent de l'vn à l'autre ce qui n'est pas tolerable, puisque les alimens que nous prenons perdent entierement leur nature par tous les diuers changemens qu'ils souffrent dans la bouche, dans l'estomach, & dans toutes les autres parties par où ils passent auant que d'arriuer au cœur, & par la separation qui se fait dans les intestins des parties propres pour nourrir l'homme, & pour seruir à ses fonctions d'auec celles qui ne le sont pas : Or le Sang transmis ne peut auoir tous ces changemens, mais tel qu'il est entre dans les veines, & se dégorge dans le cœur, ou selon l'opinion des Cartesiens, estant seulement rarefié, il est en apres poussé dans les arteres, pour en cet estat seruir de nourriture à toutes les parties du corps. Neantmoins pour donner couleur à leur comparaison, ils me conseillent d'estudier encore quelque temps en Medecine, pour y apprendre qu'il se fait trois coctions dans nostre corps, dont la premiere faite dans l'estomach n'est pas, à ce qu'ils assurent, considerable. Croyez-vous pas, Monsieur, qu'ils feroient bien de profiter eux-mesmes de l'aduis qu'ils me donnent, & d'estudier pour desaprendre vne erreur qui renuerse toute la Medecine, que l'experience conuainc euidemment de fausseté, & qui est contraire au sentiment de tous les Medecins, qui assurent vnanimement que la premiere coction est d'vne telle importance, que les deffauts que s'y rencontrent quelquefois ne peuuent iamais estre corrigez par les suiuantes.

Il reste maintenant à examiner si le Sang transmis peut-estre rendu propre à nourrir l'homme, en circulant plusieurs fois par le cœur. Pour moy ie pense que cela n'est pas possible; car il faudroit que les particules de ce Sang estranger, qui sont caracterisées & figurées, pour reparer la perte que font tous les iours les parties solides de l'animal, dont on a pris le Sang, pussent changer de figure, & en receuoir vne propre pour restablir la ruine qui se fait dans les parties de l'homme, par le mélange qu'elles auroient auec son propre Sang; ce qui ne me semble pas pouuoir arriuer, comme ie l'ay prouué par la comparaison que i'en ay cy-deuant faite auec la semence. Et en effet si le Sang de l'homme pouuoit rendre le Sang estranger propre à le nourrir, n'auroit-il pas aussi bien la force de le corrompre : ou au contraire, si le Sang estranger peut corriger la corruption du Sang de l'homme, n'aura-il pas bien la vertu de se le rendre semblable, quant aux figures des particules dont il est composé.

Ils répondent que la diuersité des figures ne vient peut-estre que de la diuersité des pores qui les criblent, & non pas des coctions. Mais ie ne sçay à quoy seruiroient toutes ces coctions differentes, si ce qu'ils disent estoit veritable; & il est difficile de s'imaginer que les cribles donnent les figures, puis qu'il semble qu'ils ne sont faits que pour separer les choses diuersement figurées. L'exemple qu'ils cherchent parmy les arbres confirme ce que ie dis, car il y en a beaucoup qui meurent quand ils sont greffés les vns sur les autres, & vne plante ne croist pas sur toutes sortes de terre, dont on ne peut rendre autre raison, sinon qu'il ne se trouue pas dans les sucs des arbres des corpuſcules propres pour paſſer dans les fibres de tous les autres de diuerſe nature, ny dans chaque endroit de la terre des particules aſſés bien figurées pour entrer dans les pores des racines de toutes ſortes de plantes; & lors qu'vn arbre croiſt hanté ſur vn autre, il faut conclure qu'il ſe trouue dans les ſucs de celuy-cy des atomes differens pour les differents pores de l'vn & de l'autre: Les experiences qu'ils ont faites, quand elles ſeroient veritables, ne conuainquent pas; parce que ne ſe pouuant faire qu'ils ayent tout tiré le Sang d'vn animal pour luy en donner de nouueau, l'eſtranger ſe trouue toûjours meſlé auec le propre; De ſorte qu'il faut croire que ſi quelques animaux ſont échappés de cette operation ſans en eſtre incommodés, ils auoient vn Sang bien vigoureux, qui s'eſt purgé comme d'vn excrement du Sang eſtranger qu'on luy auoit donné par les voyes ordinaires que ſe purge le Sang, ſoit naturellement, ſoit par les remedes.

Ie veux, Monſieur, auant de finir cette Lettre, vous prier de remarquer auec moy que ces Meſſieurs ſont touſiours iniuſtes dans leurs comparaiſons. Comme il y a des perſonnes âgées, diſent-ils, qui ſe nourriſſent du lait d'animaux, ſans pourtant contracter des inclinations brutales; auſſi ſe peut-il faire qu'ils reçoiuent leur Sang ſans contracter ces meſmes inclinations: Comme ſi l'on pouuoit conclure la meſme choſe du Sang tranſmis, que des alimens qui ſe prennent par la bouche.

Concluons donc plûtoſt, que comme le lait peut donner des inclinations brutales aux enfans, ſelon le rapport des Hiſtoires, encore que ce lait ſouffre beaucoup de changemens, & ſoit purgé de ſes parties groſſieres, auant de ſe meſler dans le Sang; de meſme le Sang eſtranger mis ſans aucune alteration dans les veines d'vn homme luy communiquera des inclinations conformes à la nature de la beſte dont il a eſté tiré.

En verité, Monſieur, il faut que ie vous diſe que c'eſt vne choſe plaiſante, de voir la peine que ces Meſſieurs ſe donnent, de raconter au long l'hiſtoire du Seigneur Suedois, comme s'ils l'auoient reſſuſcité par leur transfuſion. Ils accommodent tout à leur auantage, ils deuinent les cauſes de ſa maladie & de ſa mort, apres les auoir reconnuës par l'ouuerture qu'ils firent de ſon corps: mais il me ſemble que s'ils vouloient éuiter le reproche de n'auoir pas agy comme de prudens Medecins, & s'exempter du blaſme d'auoir tenté mal à propos leur remede, ils ne deuoient pas ſe vanter d'auoir eſté ſi habiles gens dans le Diagnoſtique; & la derniere reflexion que ie vous ſupplie de faire ſur cette matiere, eſt que ſi les morts ſeruent auſſi bien à confirmer l'vtilité de leur remede, que ceux qui par bon-heur en ſeront réchappés, il n'y a pas d'apparence de pouuoir iamais faire voir que la transfuſion ſoit pernicieuſe.

I'eſpere, Monſieur, que vous iugerez par mes réponſes que leurs Obiections n'ont pas tant de force comme ils ſe l'imaginent, & que s'ils euſſent eſté vn peu moins preoccupés, ils n'euſſent pas tombé en de ſi furieux emportemens. Vous vous eſtonnerez peut-eſtre de ce que i'ay touſiours parlé en plurier des autheurs de cette Lettre, comme ſi ie croyois qu'ils euſſent eſté pluſieurs à la compoſer. I'auoüe, Monſieur, que ç'a eſté ma premiere penſée, & que ie m'eſtois perſuadé que Monſieur Denis auoit fourny les raiſonnemens, & ſon Eſcollier les injures : car ie ne penſois pas qu'vn homme qui fait profeſſion d'eſtre Philoſophe, puſt auoir aſſez de baſſeſſe pour dire mille paroles outrageantes à vne perſonne qui l'auoit traité, comme moy, auec toute ſorte de ciuilité. Mais comme ie finiſſois cette Lettre, i'ay eſté obligé de changer de ſentimens, ayant appris, comme vous ſçauez, par vn des amis du pretendu Autheur, qu'il n'auoit point commis d'autre faute que de preſter ſon nom à Monſieur Denis, duquel meſme il deſ-approuue la conduite, & contre lequel il eſt comme ſcandaliſé d'auoir mis ſon nom à la fin d'vne Lettre, qui n'a pour plus grande preuue que des ſuppoſitions ridicules contre vous, & des iniures de toutes les manieres contre moy.

Pour vous, Monſieur, i'eſpere que vous receurez ma réponſe auec autant de bien-veillance que vous auez receu ma Lettre, quoy que ie ſois aſſuré que vous n'approuué pas entierement les principes de Deſcartes, dont i'ay eſté obligé de me ſeruir pour combatre ſes Sectateurs auec plus de force, & ie penſe auſſi que vous connoiſſez aſſez mon deſſein, pour iuger que tout ce que ie propoſe n'eſt qu'afin qu'on examine mieux la transfuſion, auant que de la reduire en pratique, & pour vous témoigner, Monſieur, en vous faiſant le iuge de mes raiſonnemens que i'ay pour voſtre merite, toute l'eſtime que peut auoir vn ieune homme comme-moy qui ſuis ſans déguiſement,

MONSIEVR,

A Paris , le 26.
Aouſt 1667.

Voſtre tres-humble ſeruiteur,
LAMY.

A PARIS,
Chez IEAN DELAVNAY, ſous la Porte de la Claſſe de la Place de Sorbonne. M. DC. LXVII.
AVEC PERMISSION.